ESSEN WIE GAVIN

ESSEN WIE GAVIN
Von Theresa J. Gonsalves
Illustriert von: Kathy Garren

Aus dem Amerikanischen übersetzt von: Regine Langer
Die Originalausgabe erschien unter dem Titel: EATING GAVIN´S WAY
Text Copyright © 2011 by Theresa J. Gonsalves
Illustrations Copyright © 2011 by Kathy Garren
ISBN 978-1-62193-999-3
Library of Congress Control Number: 2012938799

Theresa J. Gonsalves ist eine vielseitige Belletristikautorin, deren Arbeiten sowohl Romane basierend auf eigenen Erlebnissen als auch fiktive Romane umfassen. Mehr von ihren Arbeiten finden Sie unter: www.theresagonsalves.com.

An die Leser, Eltern oder Lehrer

Wenn ein Kind eine Allergie hat, könnte dies problematisch für das Kind und die Eltern sein. Zusammen mit der Familie, den Lehrkräften, den Freunden und dem Kind muss ein Plan ausgearbeitet werden. Dies wird es für das Kind einfacher machen, sich zurechtzufinden und helfen, seinem besonderen Diätplan gerecht zu werden. Dieses Buch soll dazu dienen, die Menschen über einige der Dinge zu informieren, welche Millionen von Kindern beachten müssen, um zu überleben.

ESSEN WIE GAVIN wurde über ein Kind geschrieben, welches ich liebe und welches mir sehr am Herzen liegt: Gavin Young.

Gavin hat schwerwiegende Allergien gegen verschiedenste Lebensmittel, was dazu führt, dass er begrenzt ist in dem, was er noch essen darf.

Nicht alle Allergikerkinder sind in solch einem starken Maß betroffen, wie Gavin, deshalb wollten wir seine Geschichte erzählen. Wir müssen Gavin und anderen Kindern in seiner oder ähnlichen Situationen verdeutlichen, dass sie nicht alleine sind. Wir hoffen auch mit diesem Buch einen Einblick zu vermitteln und Verständnis bei jenen zu erreichen, die sie umgeben.

Dieses Buch soll kein Leitfaden für Allergiker sein, sondern versteht sich als Hilfsmittel darin, betroffenen Kindern verständlich zu machen, dass, nur weil es Lebensmittel gibt, die sie nicht essen dürfen, sie dennoch genauso großartige Kinder sind, wie diejenigen, die alles essen dürfen.

Die Familie Young ist weiterhin um Normalität im Leben von Gavin und seinem Bruder Jacob bemüht, indem sie aufmerksam im gefahrlosen Umgang mit Lebensmitteln bleiben.

Theresa J. Gonsalves

Mein ganz besonderer Dank gilt Dir, KATHY GARREN, für all Deine Geduld und die vielen Nächte, in denen Du meine verrückten Mails gelesen hast, um meine Visionen zu realisieren! Ich hoffe, ich kann es wieder mal machen. Danke, dass Du mit dem Herzen bei der Entstehung des Buches dabei warst und mit mir zusammen Gavins Reise angetreten hast.

DANKE AN ALL MEINE FREUNDE, DIE MICH WÄHREND DES GESAMTEN PROJEKTES UNTERSTÜTZT HABEN

Speziell für die
YOUNG FAMILIE

Hi, ich heiße
Gavin Young!

Ich wurde
schon mit einer
Lebensmittelallergie
zur Welt gebracht.

Das hat mich ganz
schön traurig
gemacht.

Es gibt nur wenige
Dinge, die erlaubt sind.

Keine Milchprodukte!
Keine Eier! Keine Nüsse!
Kein Hafer!
Kein Weizen!
Kein Rind!

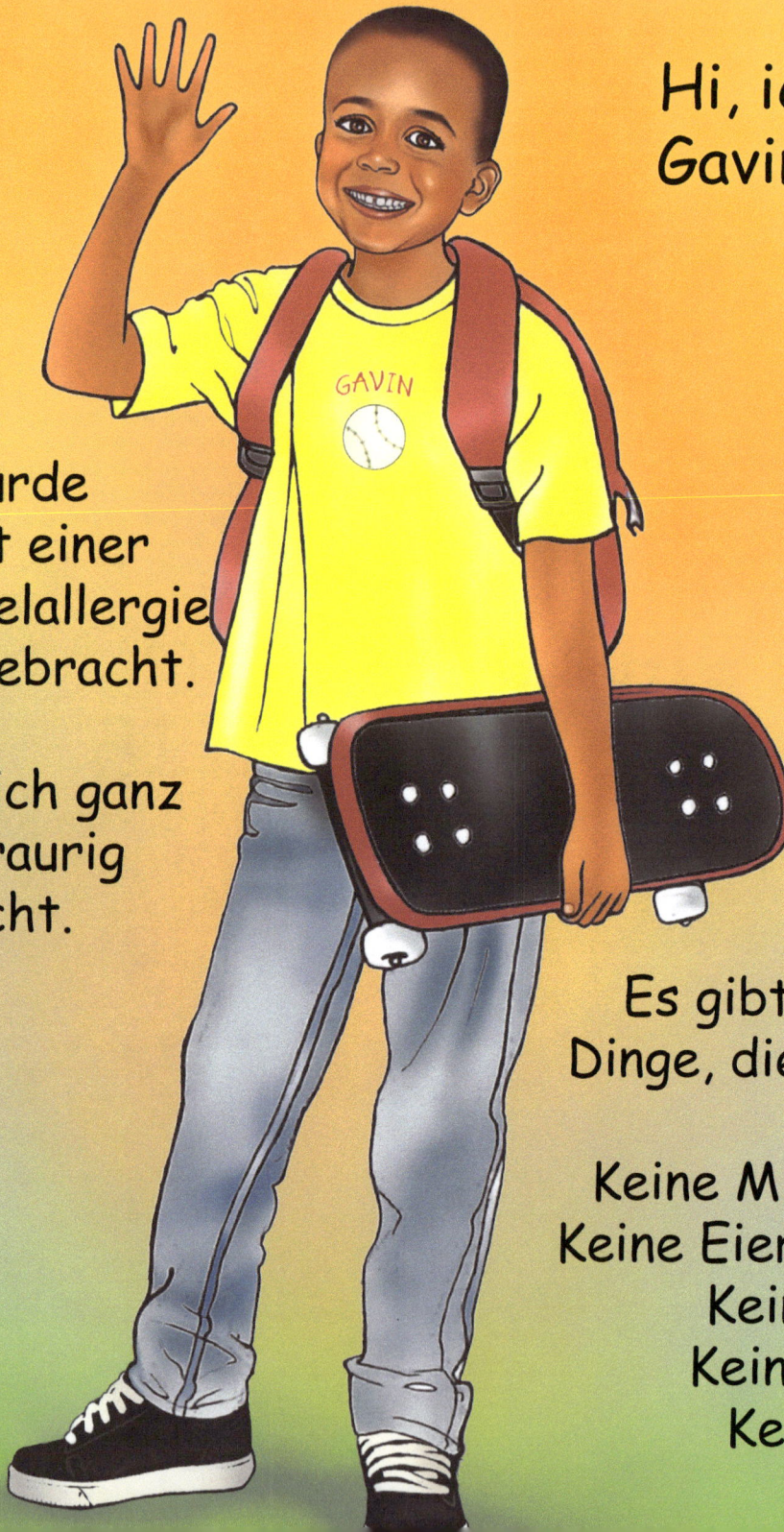

Eine Allergie ist eine Abwehrreaktion des Körpers auf für gesunde Menschen harmlose Stoffe, die Dich sehr krank machen kann. Man könnte es mit der Einnahme einer dragierten und deshalb auf den ersten Blick als ungefährlich zu vermutenden Giftpille vergleichen.

Die meisten Lebensmittel enthalten mindestens eines der für Allergiker verbotenen Inhaltsstoffe; zumeist in abgewandelter Form.

Die Auswahl dessen, was ich essen darf, ist sehr begrenzt, aber ich bin sehr vorsichtig und passe sehr gut auf.

Es scheint so, als hätten mein Bruder Jacob und ich die Allergie und auch Asthma von meiner Mutter geerbt.

Deshalb müssen wir wirklich aufpassen was wir essen oder gerade tun.

Ich möchte gerne etwas zum Thema Ernährung sagen, da viele, wie auch ich, Lebensmittelallergien haben.

Und ich möchte Dir verdeutlichen, wie schwierig es sein kann, so essen zu müssen wie ich.

Als wir herausfanden, was ich alles nicht mehr essen darf, war das sehr traurig für mich als Kind

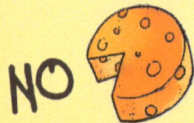

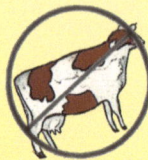

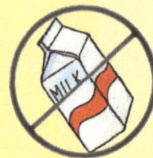

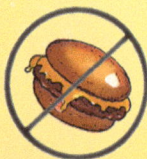

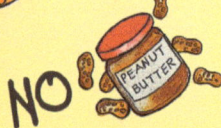

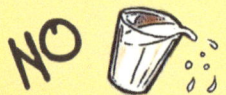

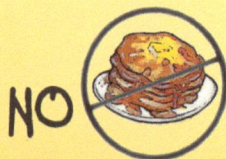

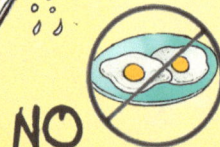

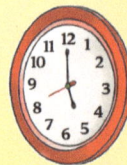

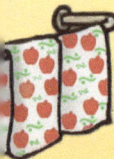

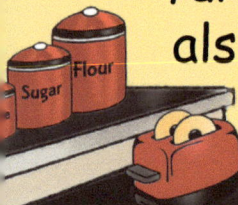

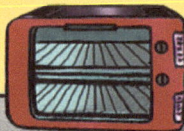

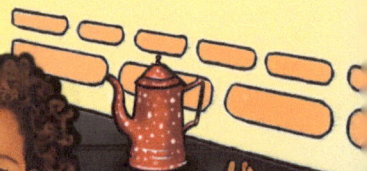

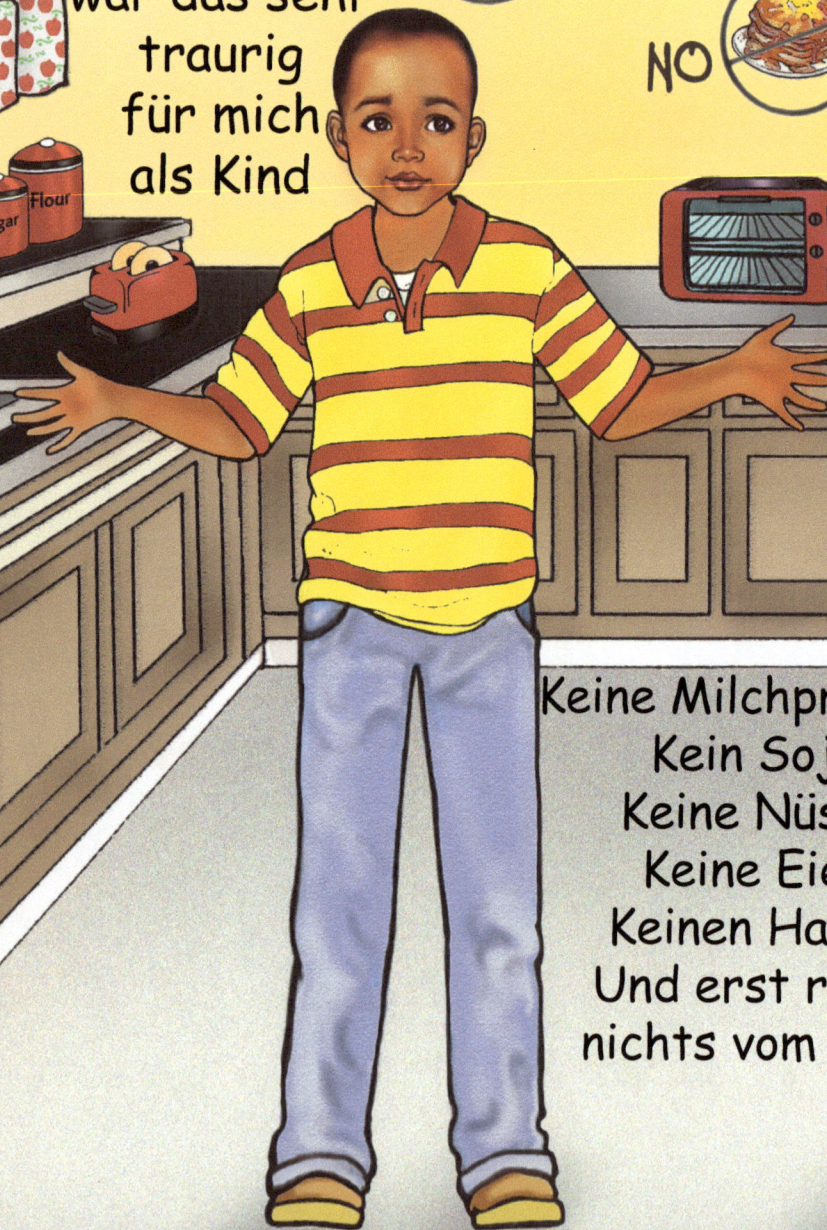

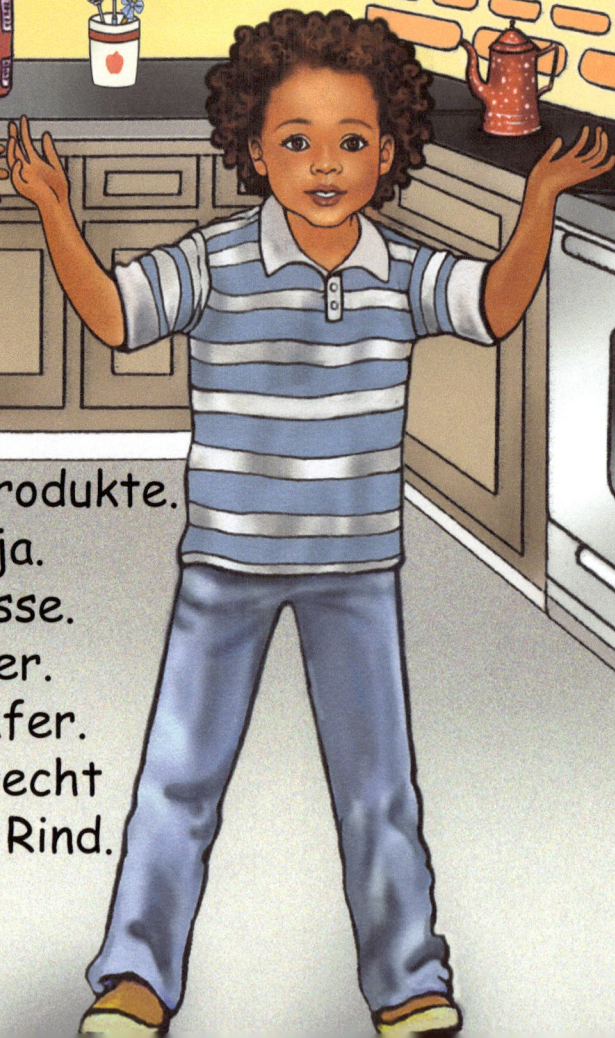

NO
NO
NO
NO
NO
NO
NO

PEANUT BUTTER

MILK

Sugar
Flour

Keine Milchprodukte.
Kein Soja.
Keine Nüsse.
Keine Eier.
Keinen Hafer.
Und erst recht
nichts vom Rind.

Wenn man Allergien hat, können die verschiedensten Reaktionen ausgelöst werden, wenn man nur das Falsche anfasst oder auch isst...

Falls das passiert, kann das sehr unangenehm werden.

Nicht alle allergischen Reaktionen ähneln den meinigen. Sie sehen bei jedem Menschen anders aus.

Wir müssen aufpassen. Das möchte ich klarstellen, denn wir wollen nicht ständig zum Ärztehaus.

Meine Freundin Chloe isst gerne Erdbeeren
...oh und Pfirsiche auch!

Sie weiß sie ist allergisch gegen diese Früchte
und bekommt davon auch Schmerzen im Bauch.

Dennoch isst sie diese manchmal heimlich. Sie isst
schnell eine große Portion, wenn keiner schaut!

Schwupps - schon kriegt sie rote,
juckende Flecken auf der Haut.

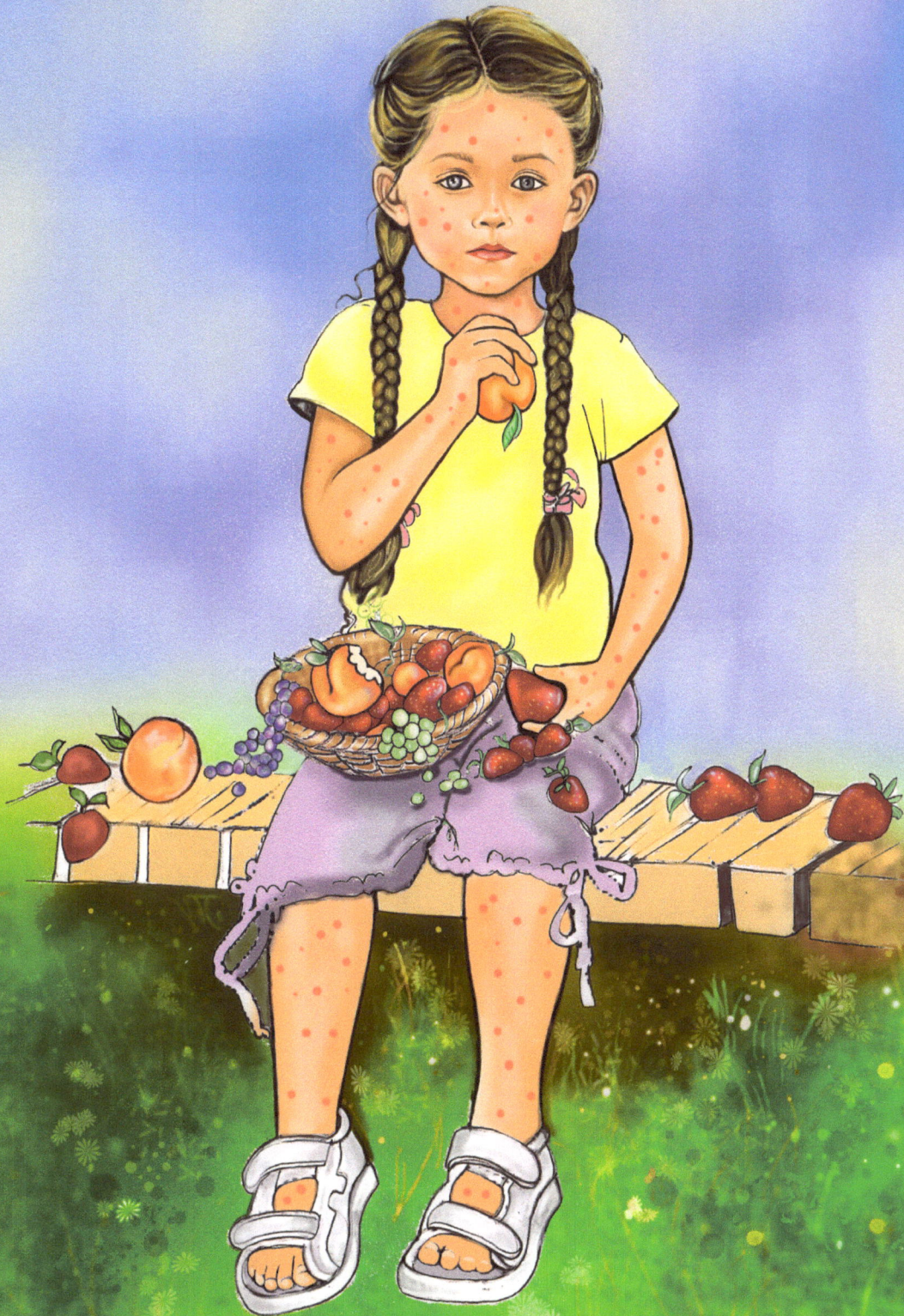

Wann immer Cousin Dominic
einem Hund war begegnet, hat
es aus seinem Mund „geregnet".
Er musste niesen und das nicht
zu knapp, sofort machte
dann sein Immunsystem
schlapp!

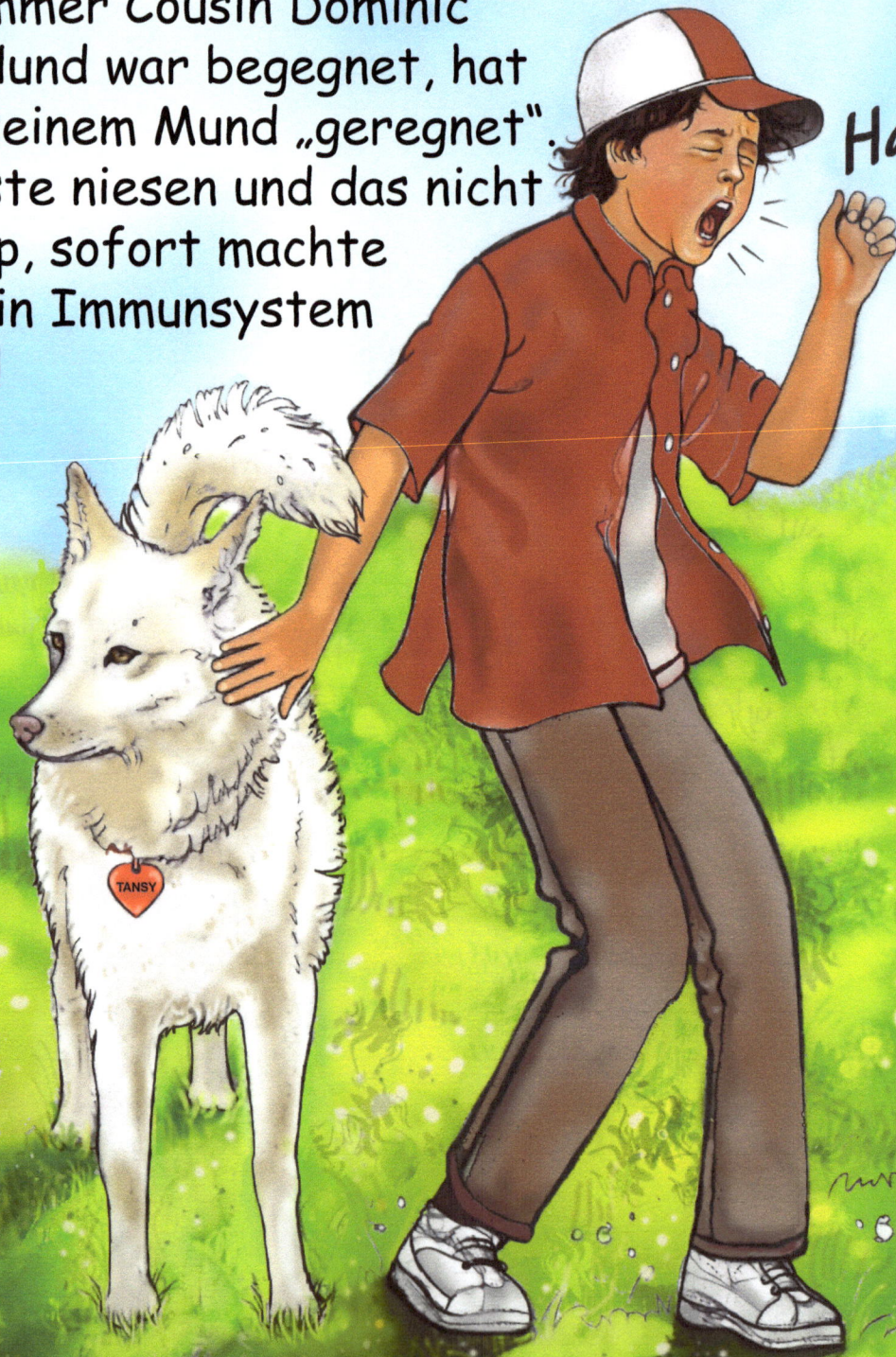

Hatschi!

TANSY

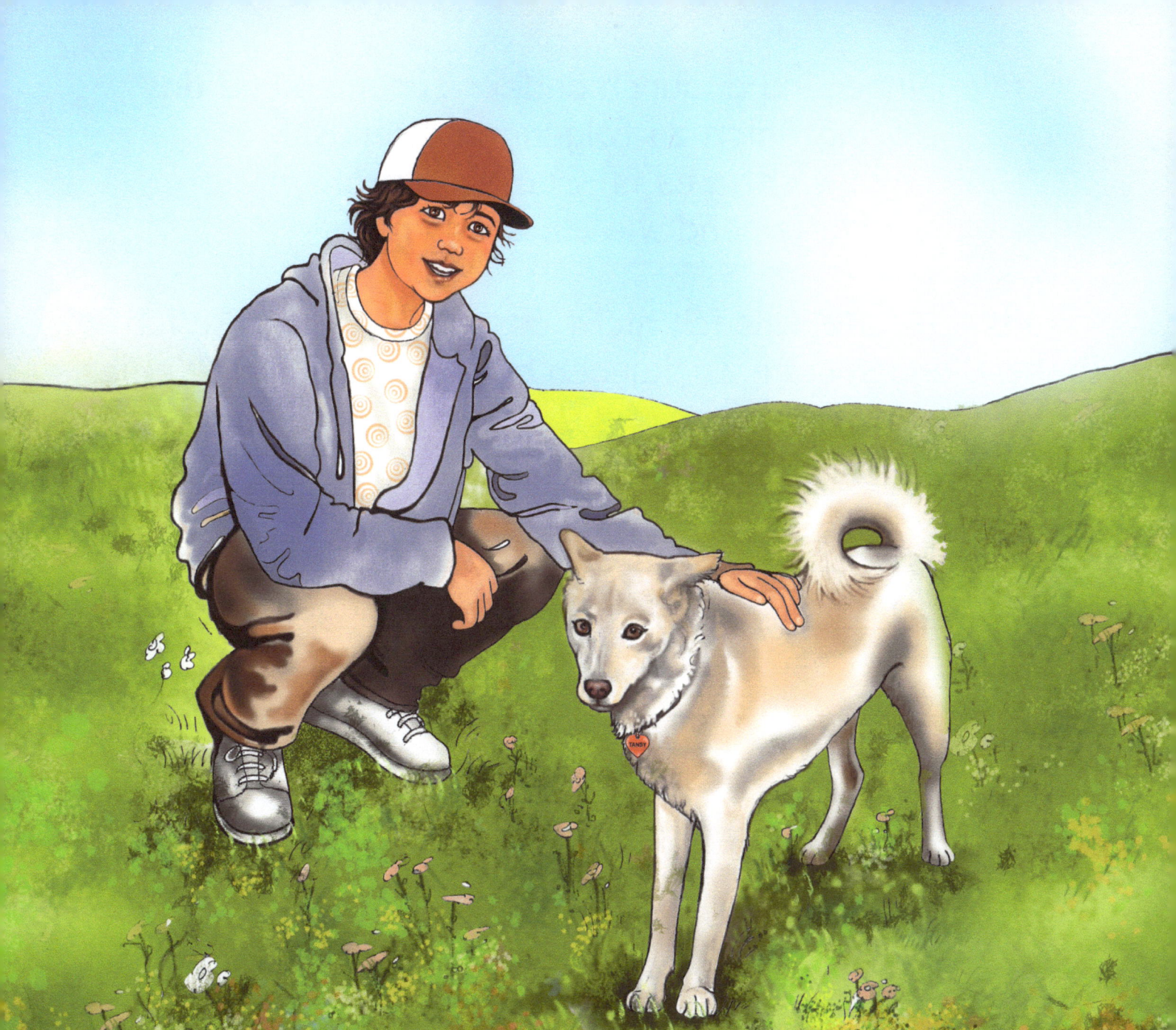

Doch er wollte so furchtbar gerne einen Hund, so ging
er zum Arzt; durch Immunisierung wurd´ er gesund.

Viele Dinge sind dadurch anders für mich und das
bringt mich zu folgendem Schluss:
Wie wichtig es ist Euch zu erzählen,
wie jemand wie ich essen muss!

Falls ich esse, was ich nicht essen darf - könnte ich
Schwellungen oder Zuckungen bekommen. Meine Kehle
könnte sich zuschnüren und ich wäre nicht mehr in der
Lage zu schlucken!

Das ist der Grund warum meine Familie, meine
Freunde und ich immer strikt auf die Regeln gucken.

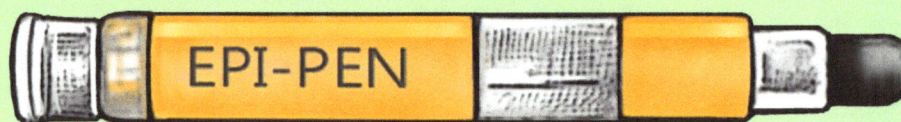

Der Arzt gab uns einen Epi-Pen.
Das ist eine Spritze, welche mit einer
lebensrettenden Medizin gefüllt ist.

Dr. Joseph sagte zu meinen Eltern und mir:
„Den Epi-Pen, den trage stets bei Dir,
für den Fall, dass Du versehentlich das
falsche Essen nimmst zu Dir!"

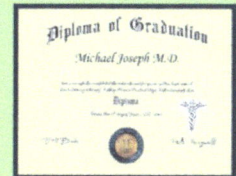

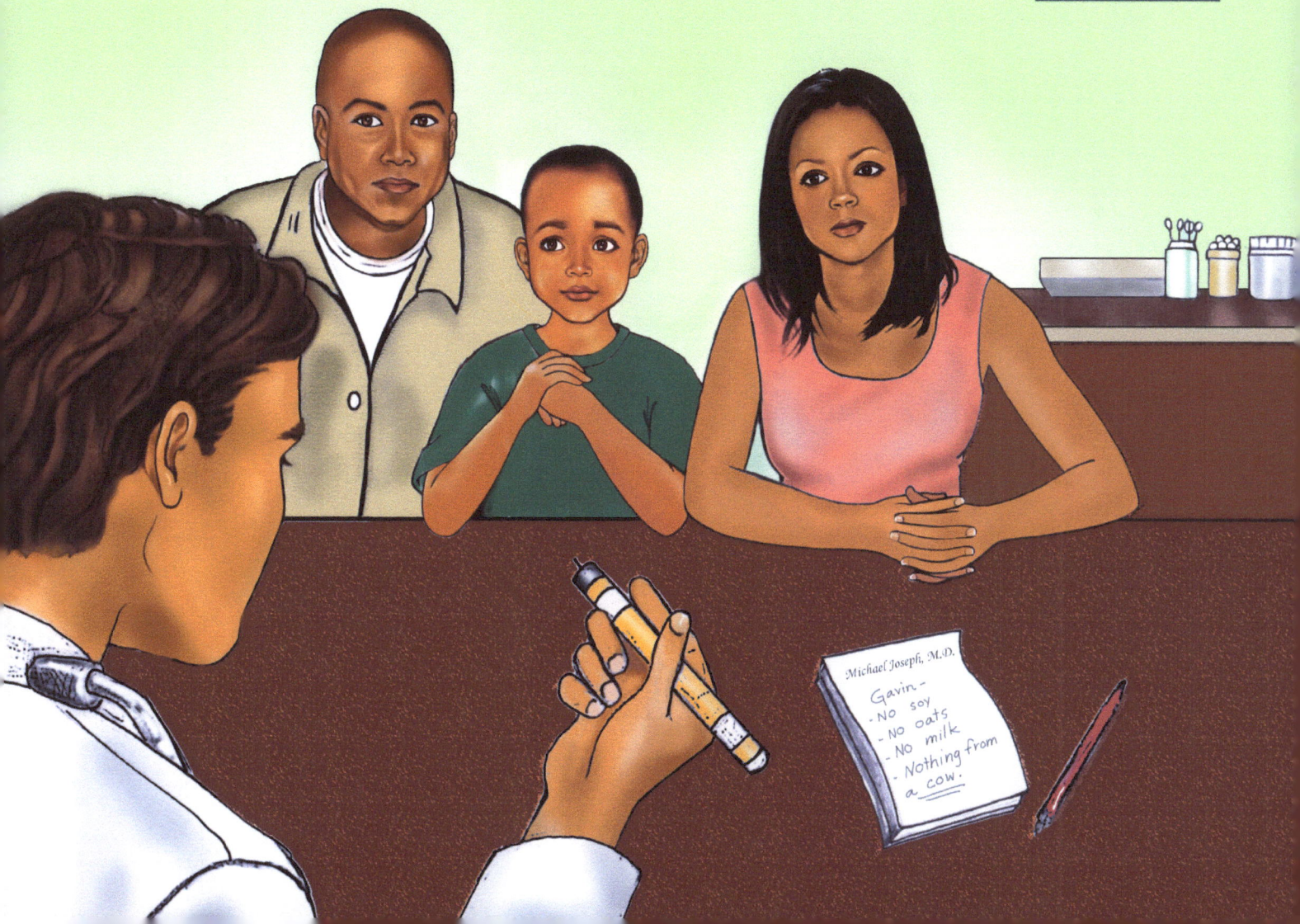

Als wir herausfanden, dass ich diese Allergien hatte, wurde jede Mahlzeit zur Last. Essen war nicht mehr interessant für mich. Stattdessen die Langeweile mich umschlich.

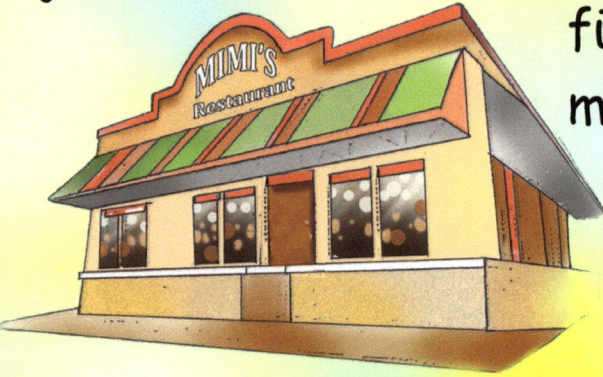

Restaurantbesuche

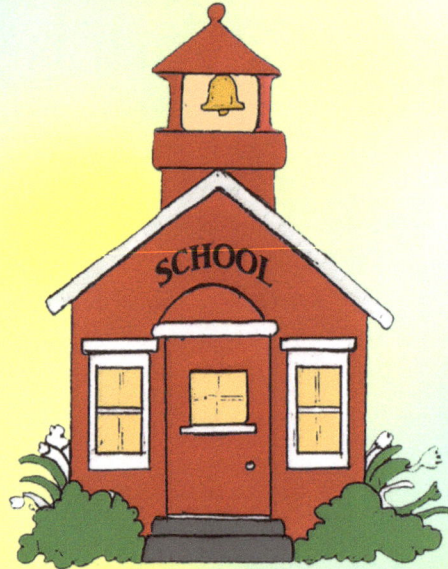

Schule

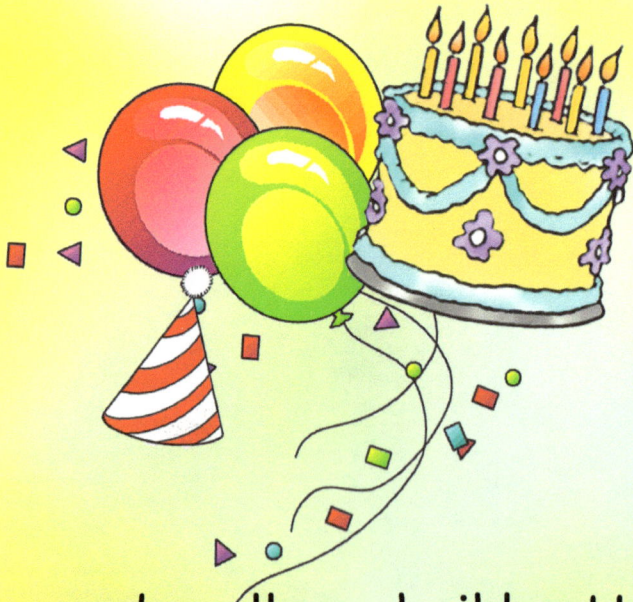

Geburtstagspartys, Feiertage ...

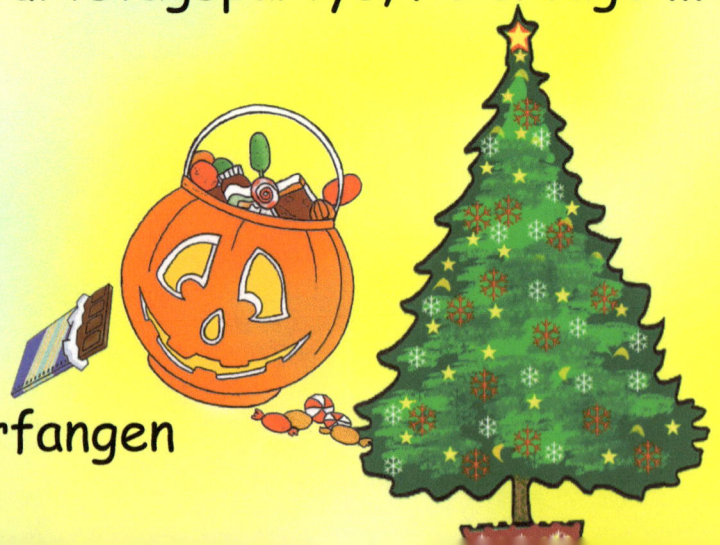

...wurden alle zu heiklen Unterfangen

Wir konnten nicht einmal daran denken, in den Urlaub zu fahren.

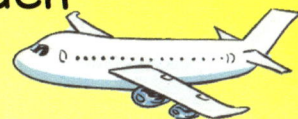

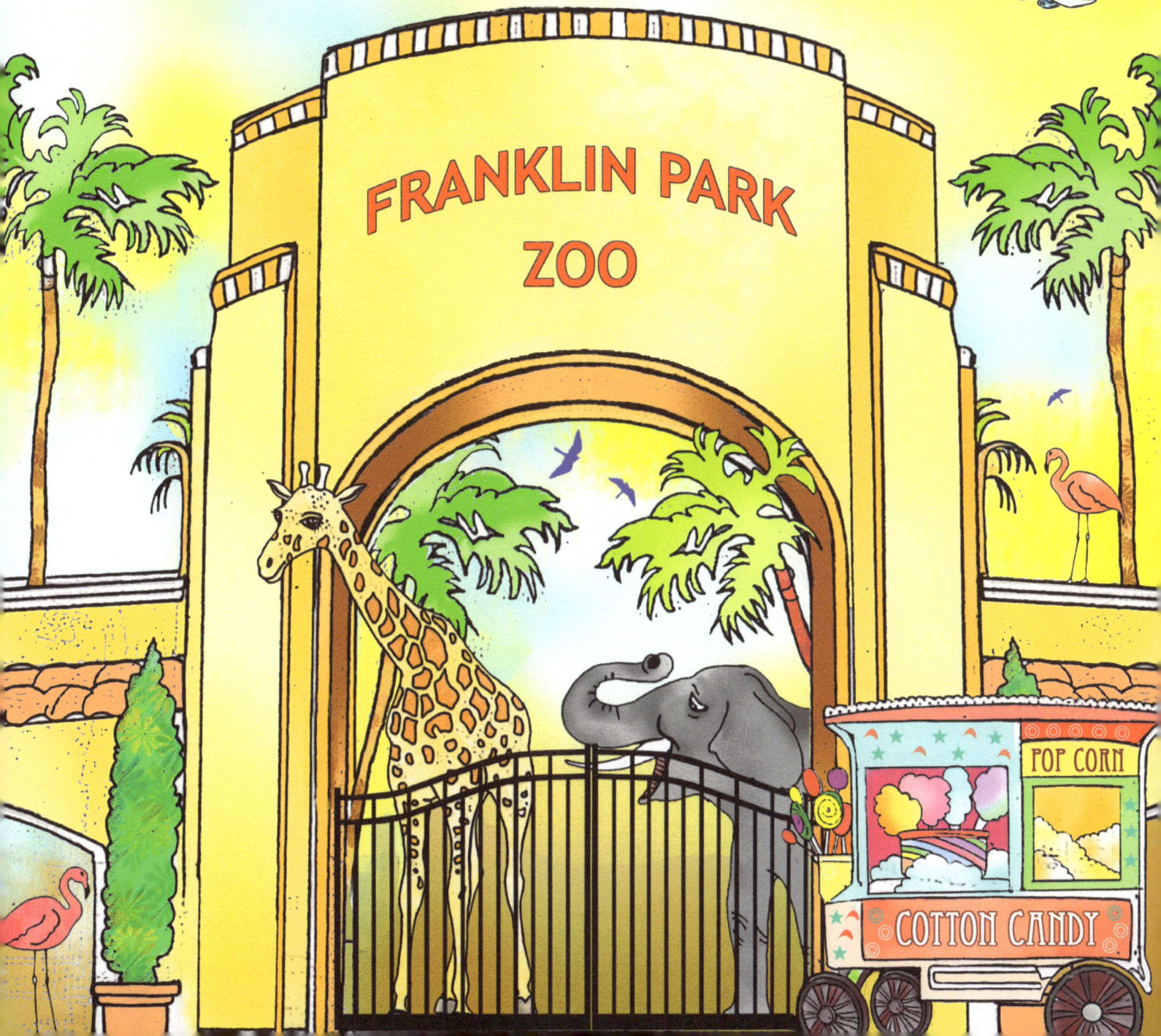

FRANKLIN PARK

ZOO

POP CORN

COTTON CANDY

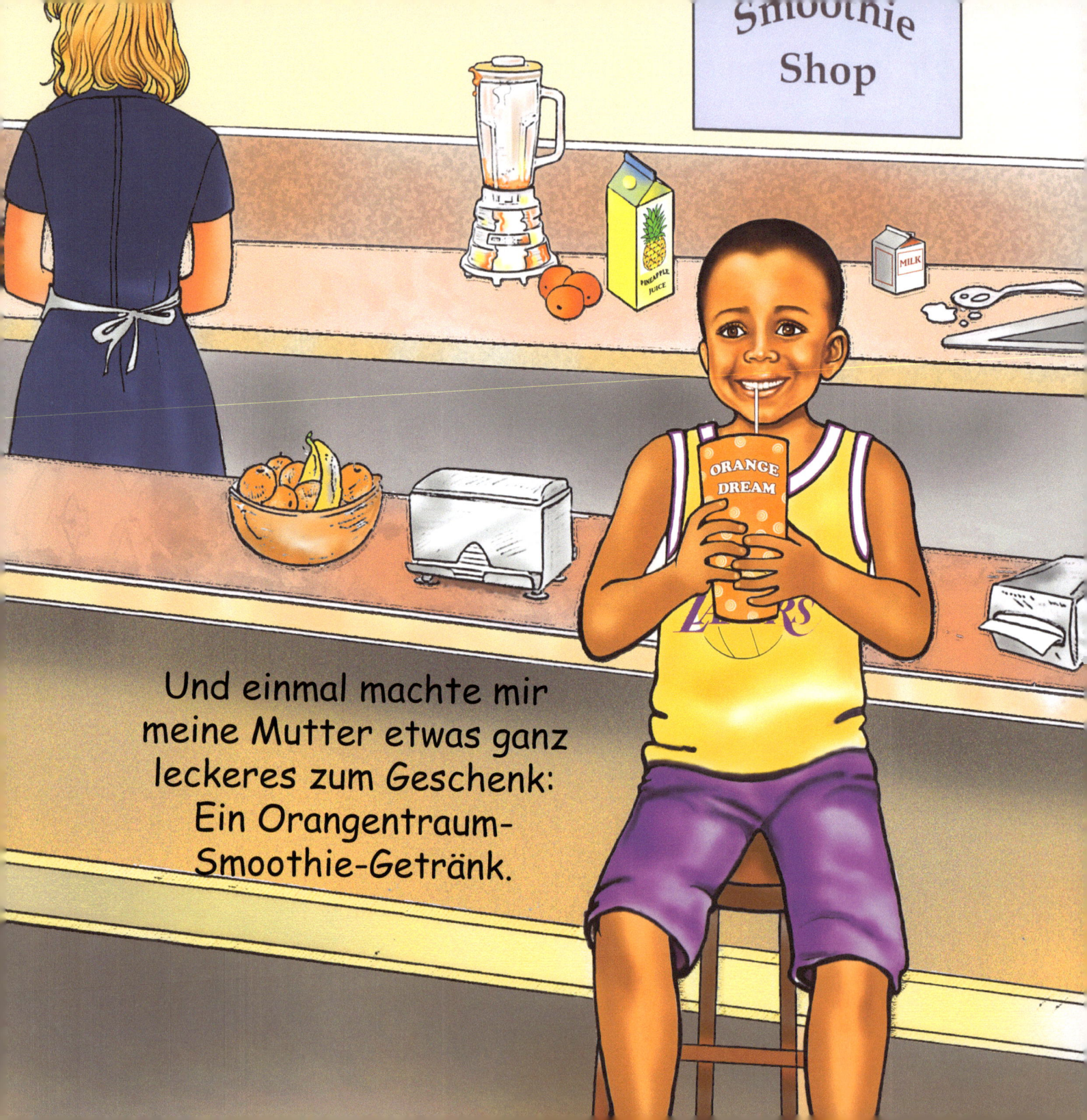

Und einmal machte mir meine Mutter etwas ganz leckeres zum Geschenk: Ein Orangentraum-Smoothie-Getränk.

Aber, oh nein!
Was wir nicht mitbekamen: Die Bedienung
benutzte einen mit einem Milchprodukt
verunreinigten Löffel, welcher oben auf
deren Spüle lag!

Ich trank ihn schnell aus.
Er war wirklich schmackhaft!
Der beste Smoothie in der Nachbarschaft!

Doch plötzlich wurde alles beängstigend!
Ich konnte nicht mehr atmen!
Ich begann blau anzulaufen!

Mama erkannte meinen Zustand
und wusste genau was zu tun war.
Sie griff in ihre Handtasche, zog den
Epi-Pen heraus und bannte die Gefahr!

"Autsch!", schrie ich als den
Schmerz ich verspürte.

Der Krankenwagen kam als die
Angst mich berührte.

Mein Vater, der seufzte vor Erleichterung.

Meine Mutter weinte vor Verzweiflung.

In diesem Moment ja da wurde mir klar:

„Mein Gott, mein Leben war
nun außer Gefahr!"

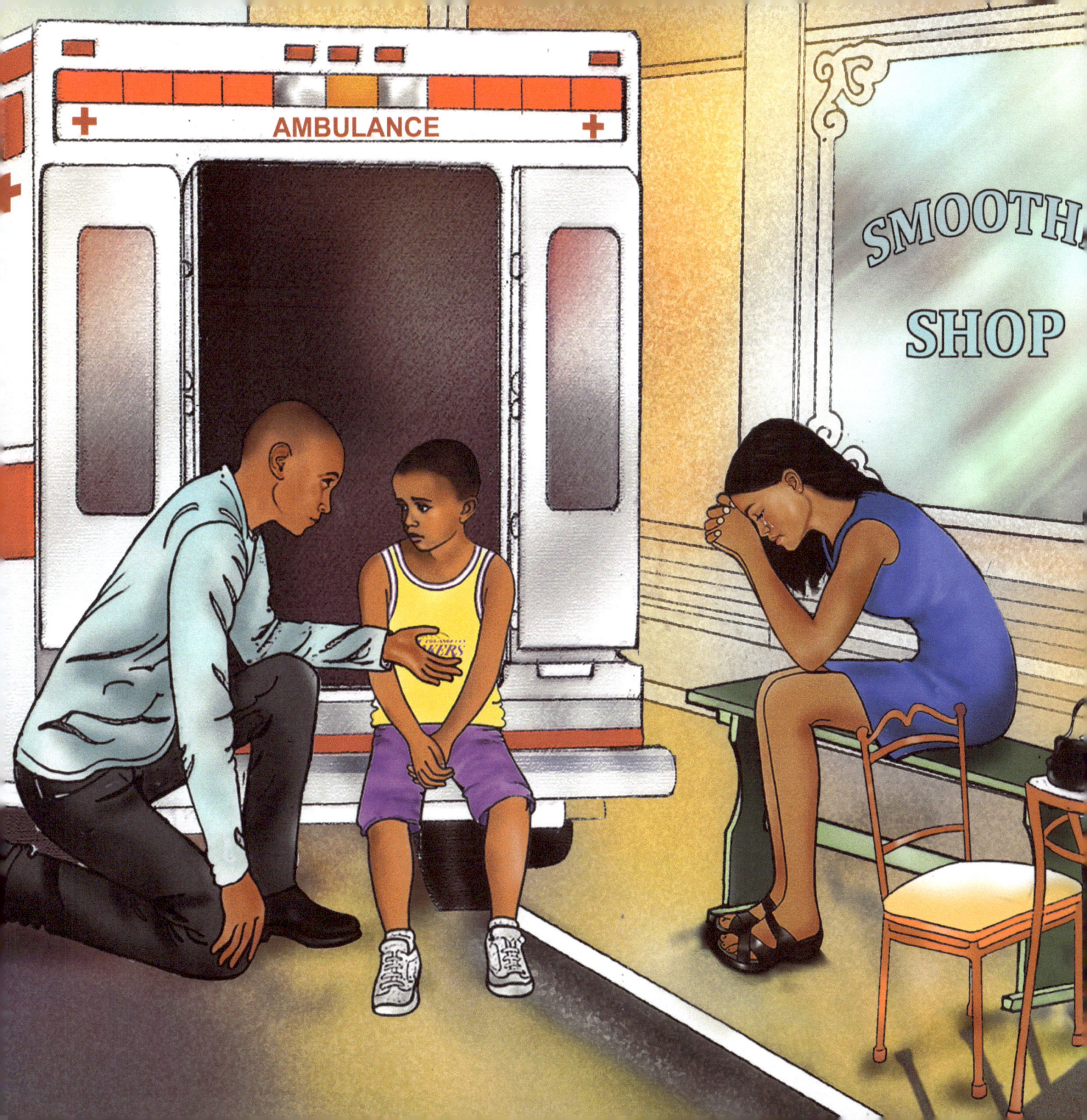

In der Schule fühlte ich mich immer so einsam
am Allergikertisch. Ganz allein saß ich dort
und beäugte skeptisch, wie all meine Freunde
Sandwiches, Getränke und
Dessert verschlangen!
Ach, könnte ich das
doch auch ohne Bangen.

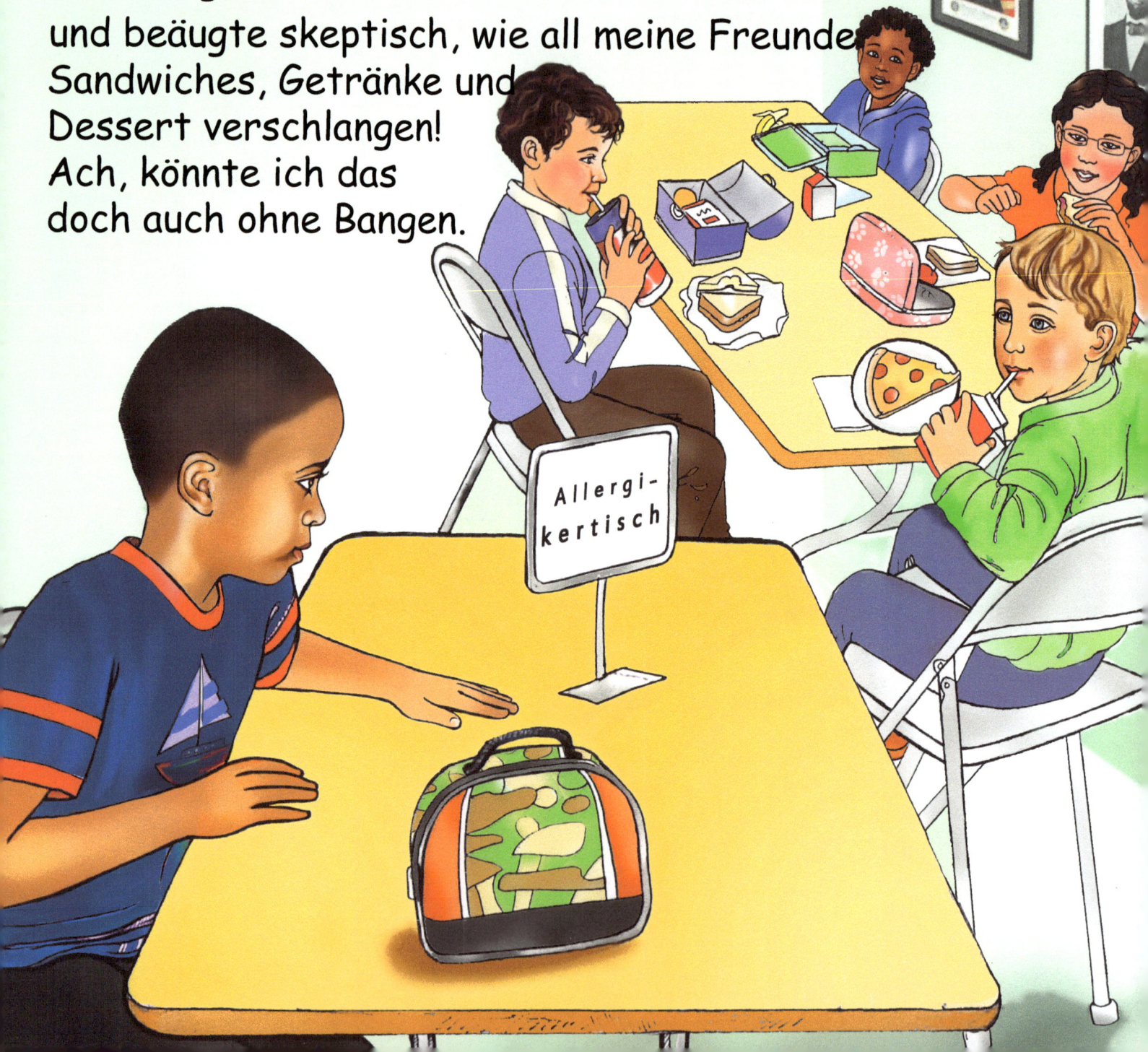

Allergi-
kertisch

Nun haben meine Freunde gelernt, dass sie ihr Essen nicht mit mir teilen dürfen. Jetzt ist es für sie o.k., dass ich an deren Tisch sitze. Sie wissen, dass ich nicht essen darf, was sie können. Darf mir nicht einmal das Schulessen gönnen.

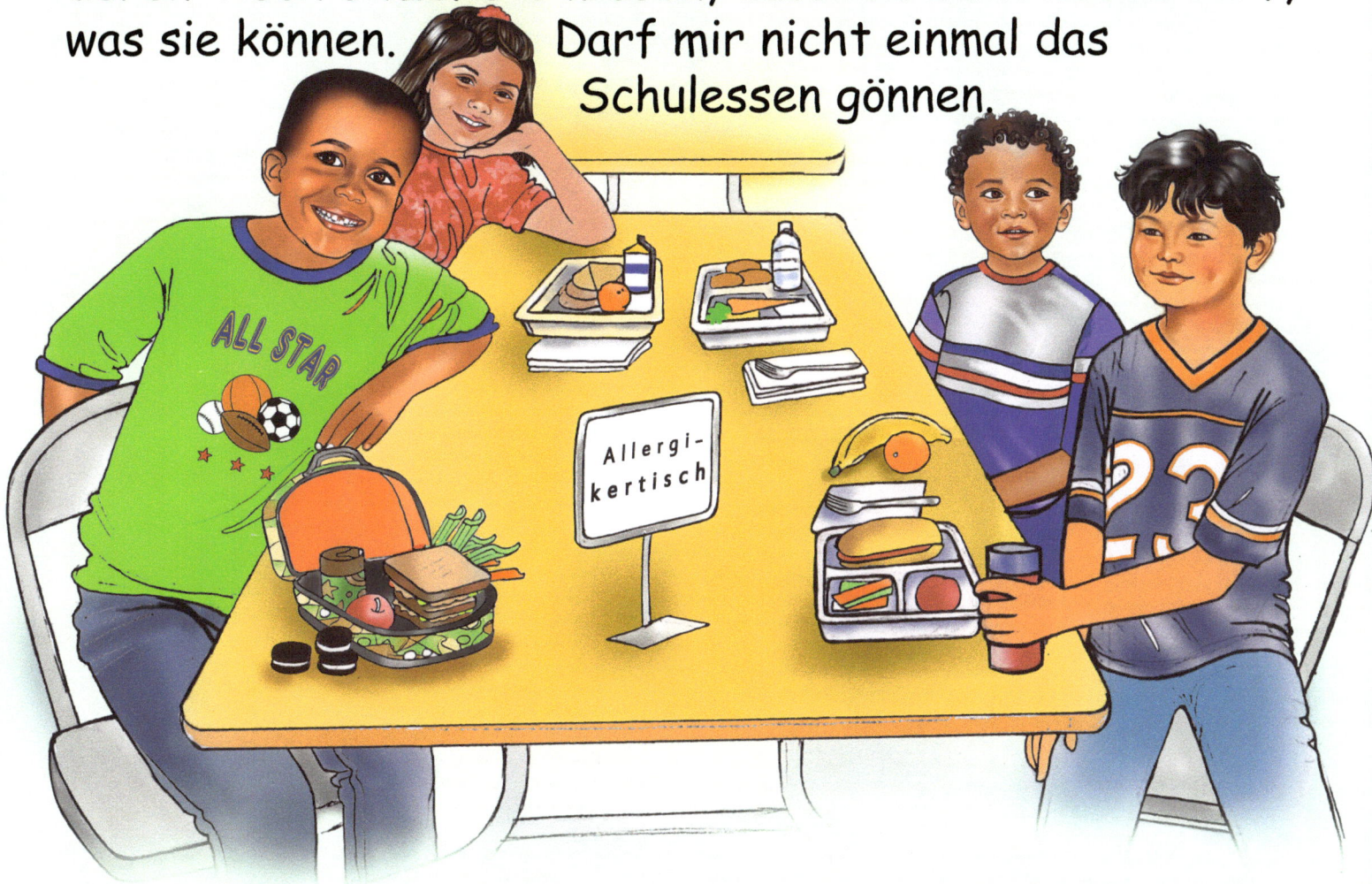

Allergi-kertisch

Mama füllt meine Brotdose mit leckeren Lebensmitteln, die ich mag, denn ich möchte noch groß werden und stark. Was ich stets bedenken muss – Keinen Hafer, Kein Rindfleisch, Kein Soja, Keine Milchprodukte, Keine Eier, Keinen Weizen, Keine Nuss!

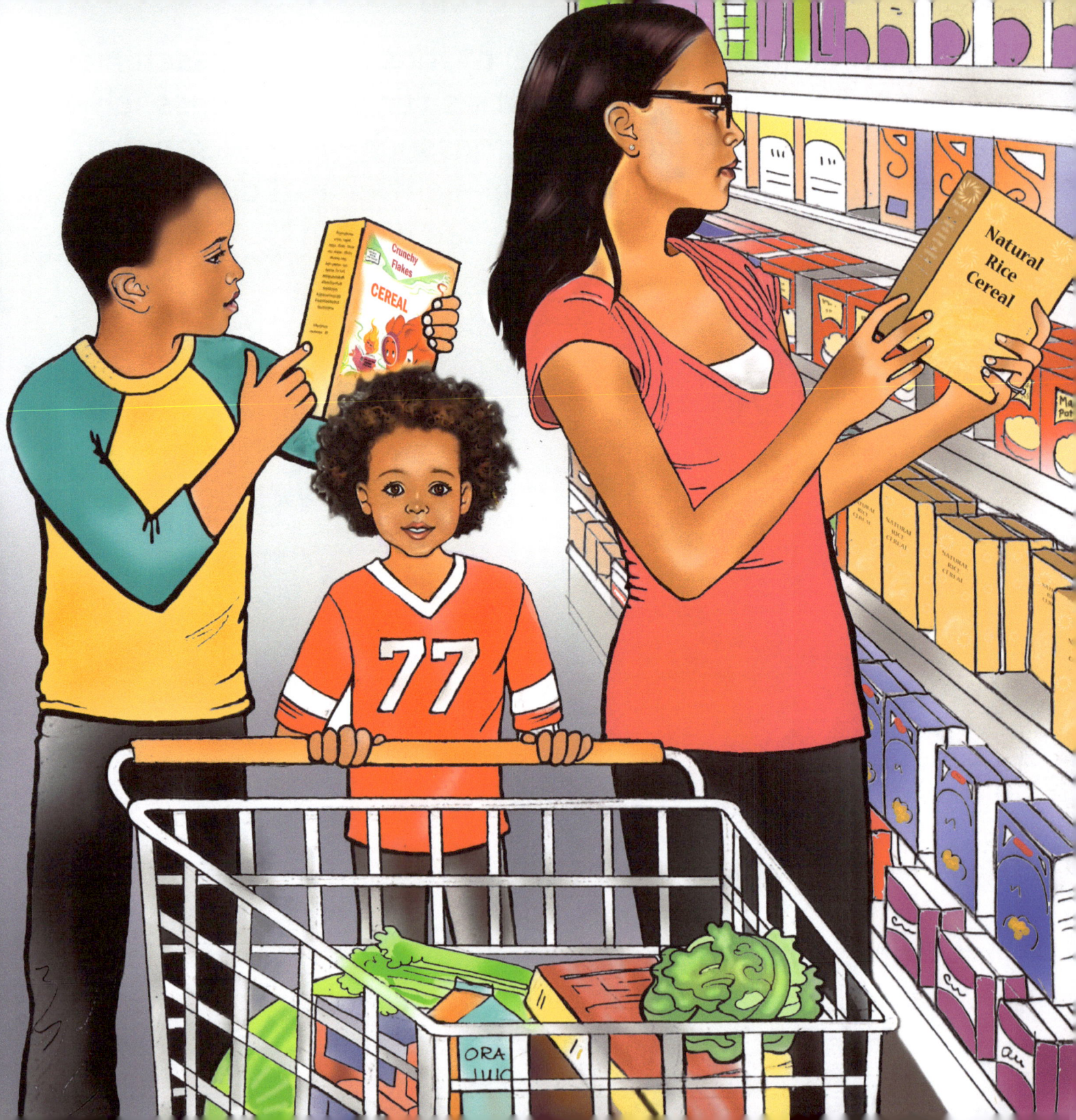

Der Lebensmitteleinkauf kann ganz schön anstrengend sein.

Denn für die Erwachsenen ist das Lesen der Inhaltsstoffe auf den Produkten eine Pein.

Sie müssen sich genauestens auskennen, um nicht die falschen Lebensmittel einzukaufen.

Manchmal sind all die Bezeichnung auch wirklich schwer zu verstehen.

Man muss sich schon Zeit nehmen, um die Bedeutung aller Inhaltsstoffe zu erlernen und zu verstehen.

Es gab eine Zeit, da mochte ich zu keiner Geburtstagsparty mehr gehen, denn immer wenn es den Kuchen und Eiscreme gab, durfte ich nur den Kindern beim Essen zusehen. Und ich saß da und hatte kaum noch Mut und wollte am liebsten schreien vor Wut!

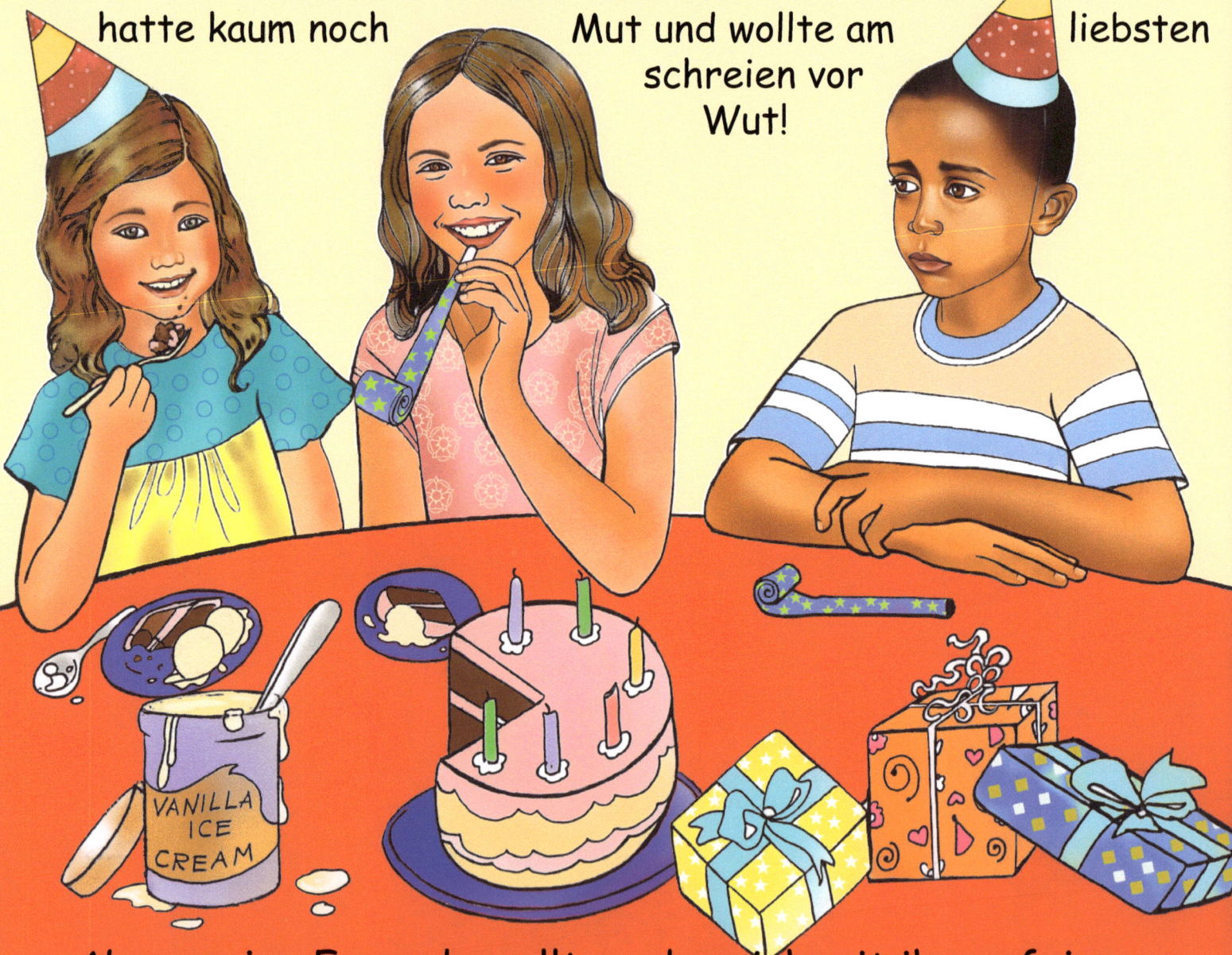

Aber meine Freunde wollten, dass ich mit ihnen feiere, und so überlegten wir uns schließlich einen Plan. Dieser kam auch ganz gut bei meinen Eltern an.

Mein Papa stimmte zu, dass wir einen eigenen mit "Cherrybrook Kitchen" Leckereien gebackenen Kuchen mitbringen würden. Wer hätte gedacht, dass mein Papa solch´ köstliche, wundervolle Süßigkeiten machen kann!

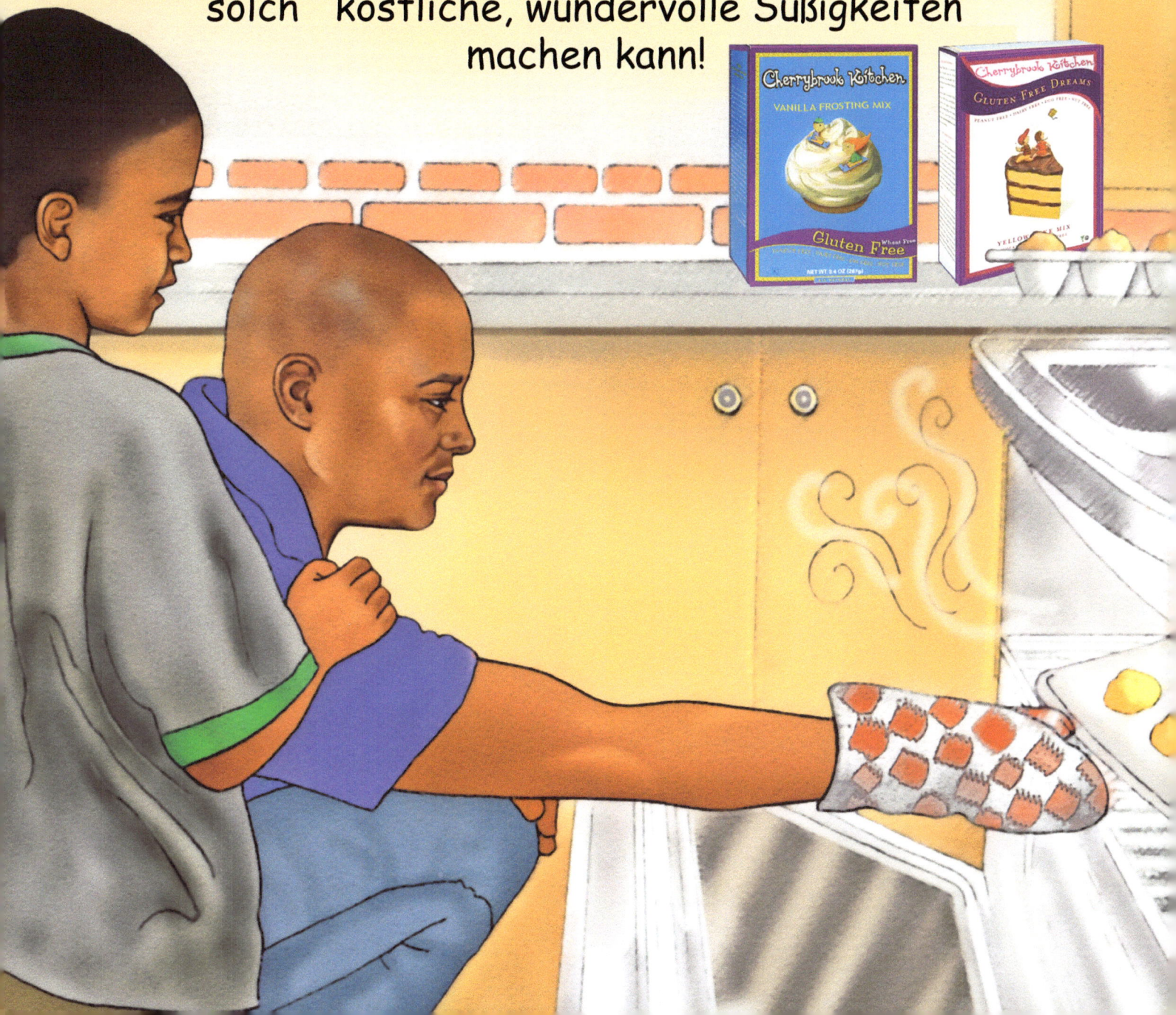

Unsere Leckereien können auch anderen Kindern mit Eier- und Milchallergien gut helfen. Also puste die Kerzen aus und singe mit uns mit und wünsch´ Dir etwas Schönes von den Zauberelfen.

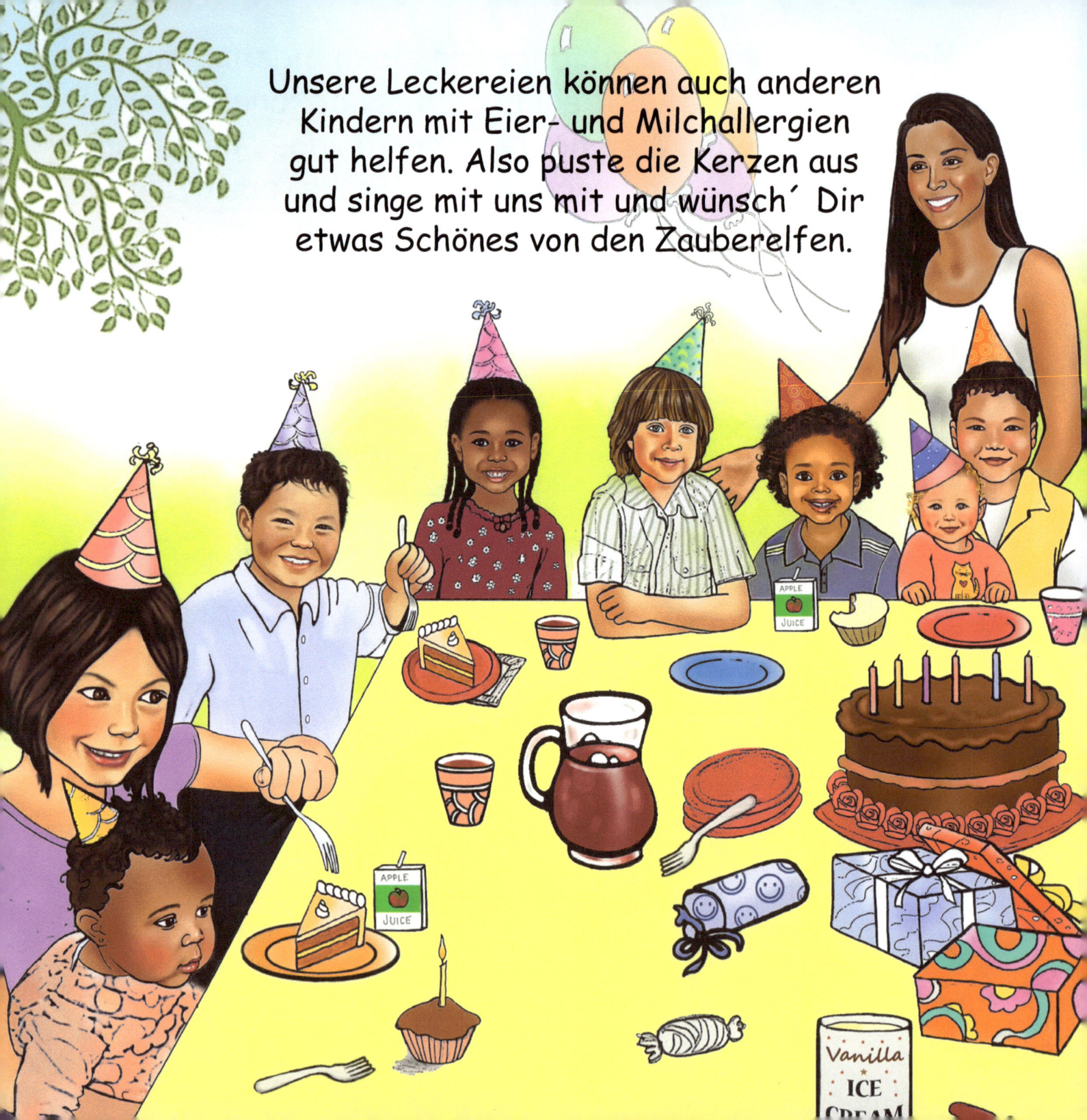

Jetzt sind Geburtstagspartys
wieder ein riesiger Spaß.
Denn ich sitze jetzt nicht mehr herum
und schmolle, sondern esse, singe
und tanze ganz dolle!

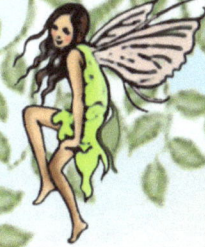

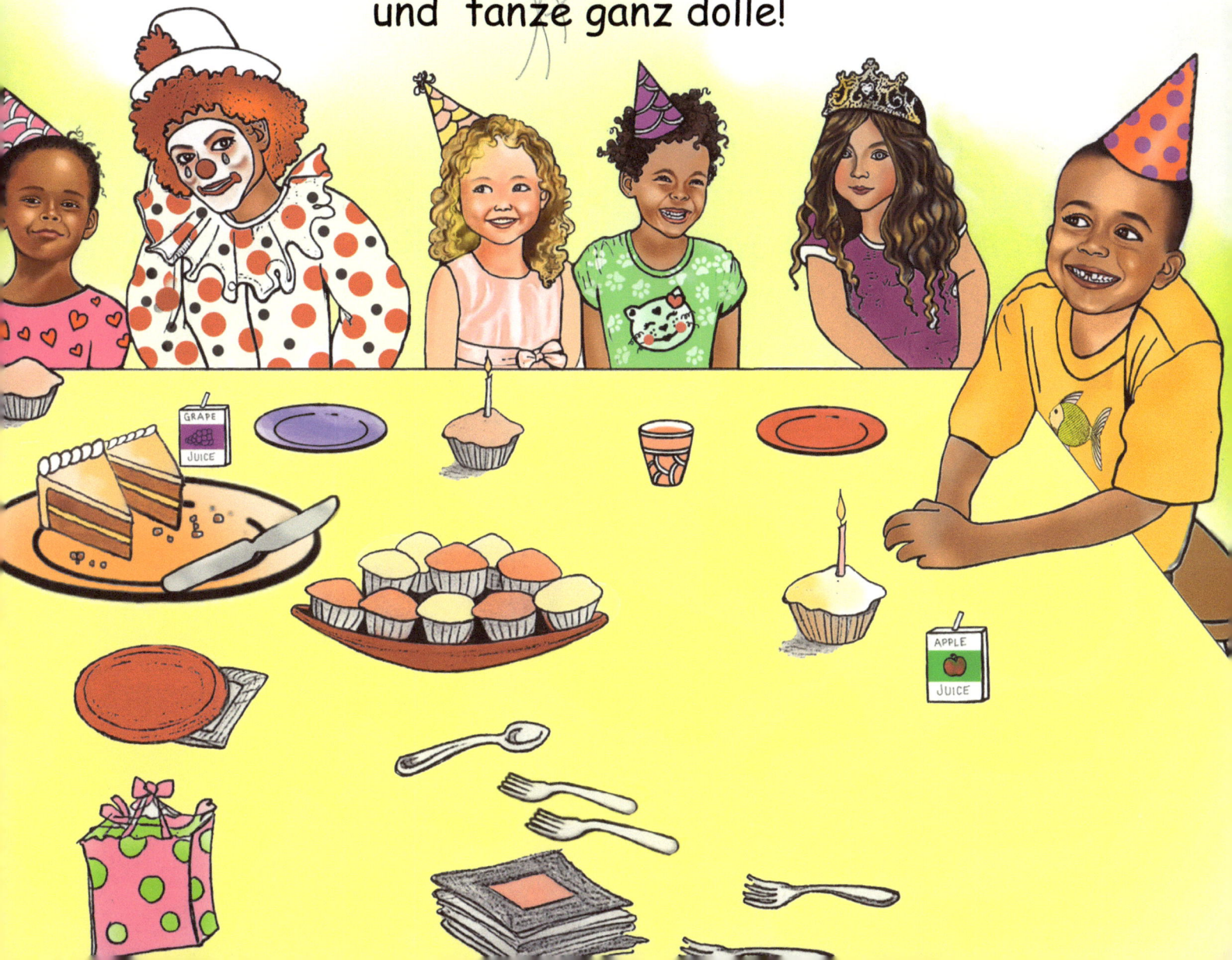

Ein Restaurantbesuch ist nicht einfach, denn wir müssen sehr wählerisch sein. Aber wenn wir nur höflich nachfragen, was in den Speisen an Inhaltsstoffen enthalten ist, wird es dennoch nicht zur Pein!

"Liebe Kellnerin," fragt meine Mutter dann immer so freundlich, "Können sie uns bitte sagen, ob in dem Gericht, welches Gavin gerne bestellen möchte, Eier, Butter oder Käse enthalten sind?"

Manchmal sitze ich dann ganz missmutig herum, lege die Hände auf mein Gesicht und sage: "Meine Güte," tippe meiner Mutter auf ihre Schulter und seufze benommen, "Oh Mama könnte ich bitte nicht einfach ein paar Erbsen bekommen?! "

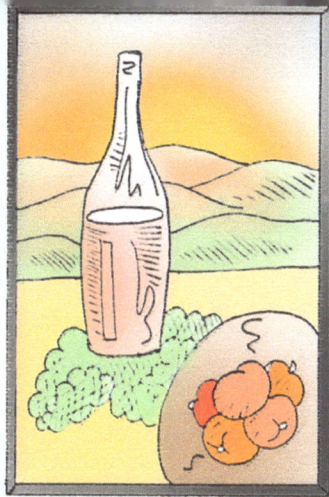

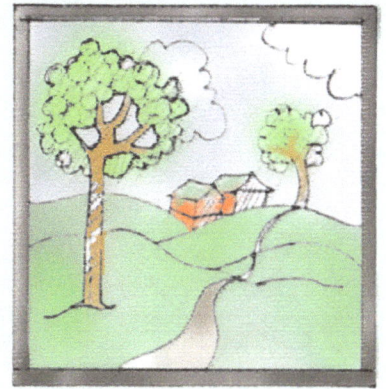

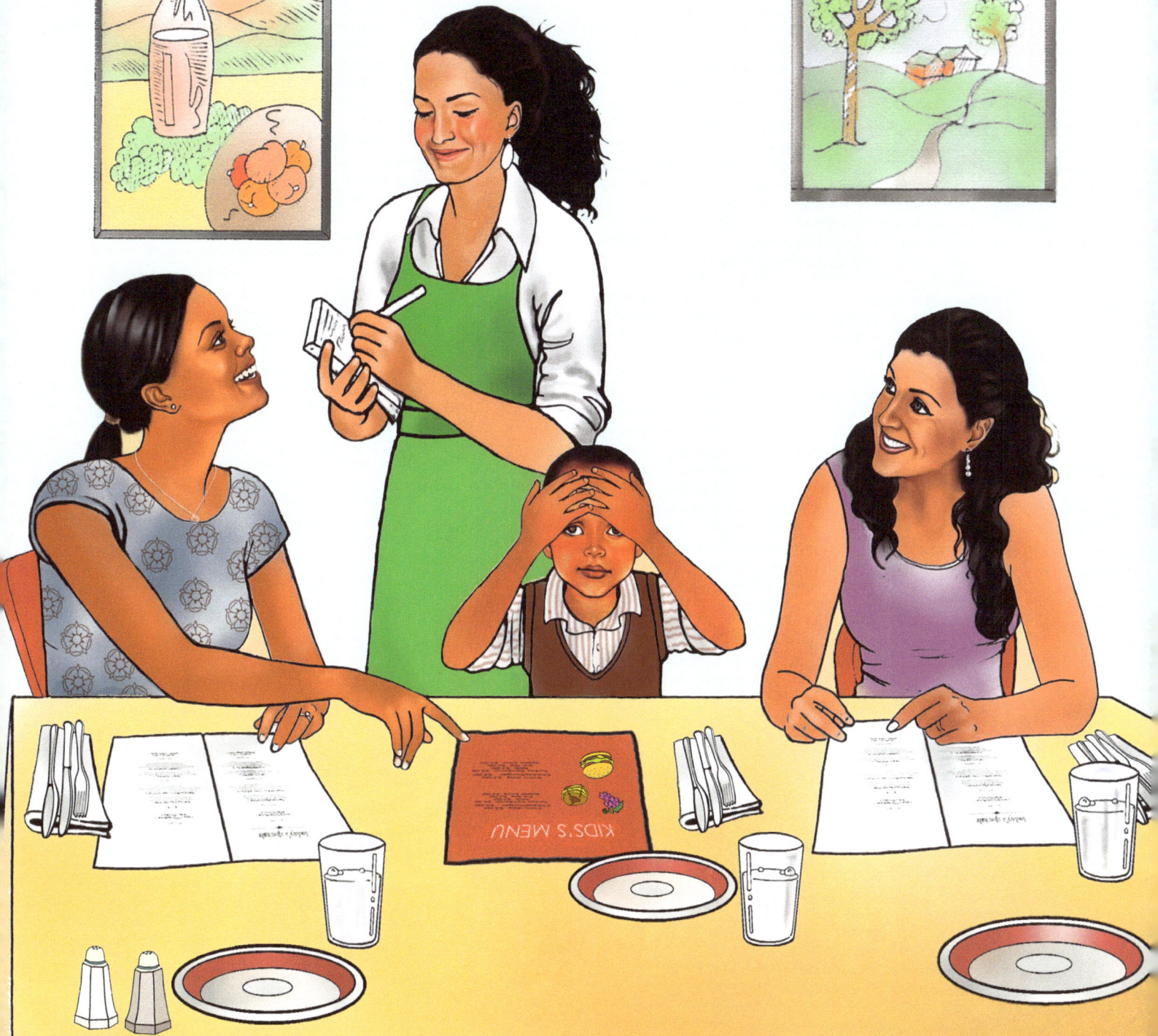

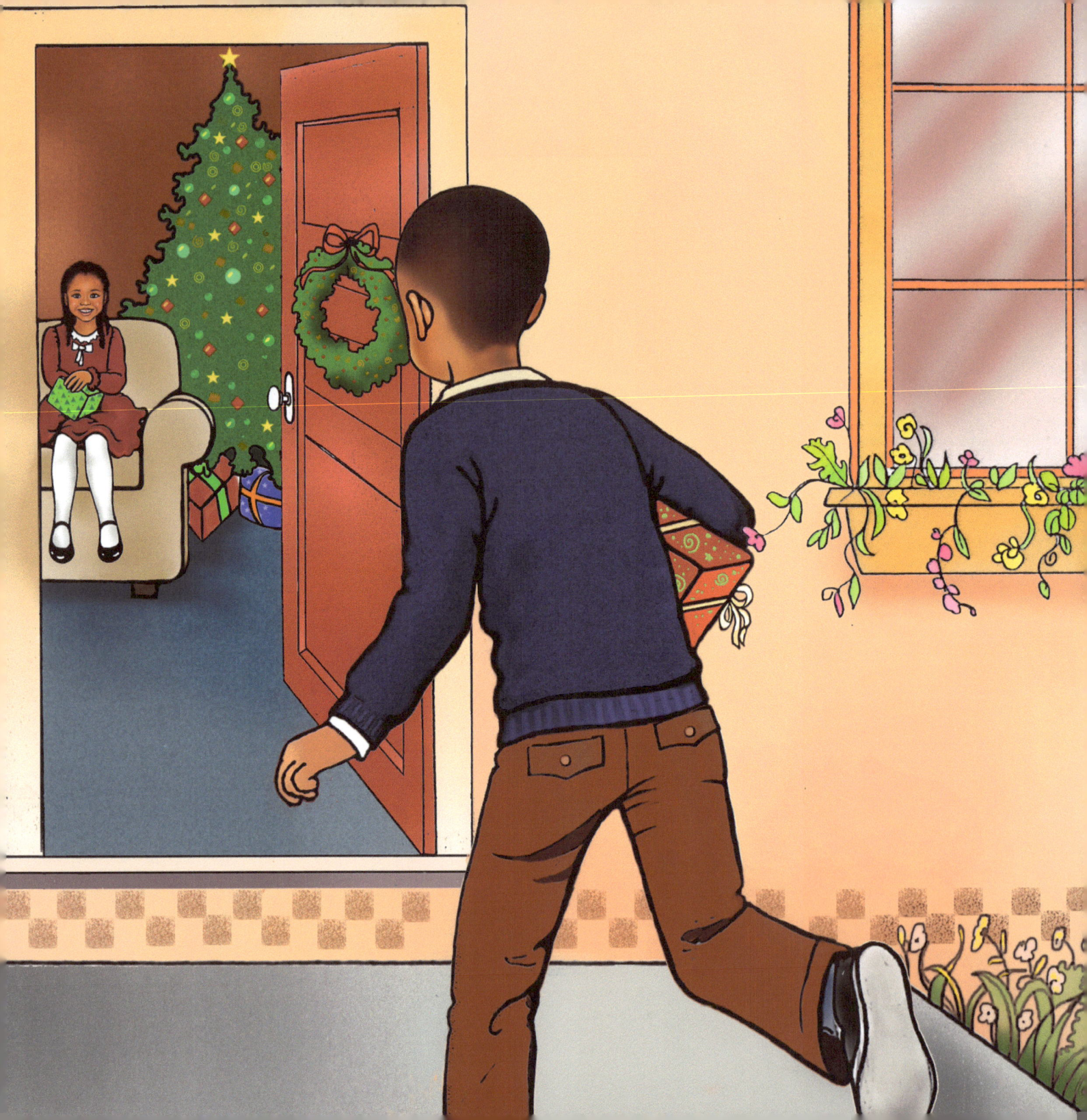

Meine Eltern sagen mir oft, wie wichtig es ist über alles zu sprechen. Sie ermutigen mich immer wieder dazu, Fragen zu stellen, zu sagen was ich essen darf und mag - insbesondere kurz vor einem Feiertag.

An Weihnachten stürme ich geradewegs durch Großmutters Haustür hindurch und lächle beim Anblick der verpackten Geschenke unter dem Weihnachtsbaum. Dann wird mein Grinsen noch breiter, sehe ich Tante Dionne, Onkel John, Baby Taylor und Cousine Jolie im Raum.

Oma kocht gerade und es ist wirklich eine Erleichterung, denn sie vergisst es auf keiner Feier: Keine Milchprodukte, Keine Nüsse, Kein Soja, Keinen Weizen, Keinen Hafer, Kein Rindfleisch, Keine Eier!

Ich möchte wohl von dem Inhalt der Geschenke unter dem Weihnachtsbaum überrascht werden, nicht aber mal wieder von dem Stich des Epi-Pen!

"Oh je! Oma, ist da etwa Butter in dem Truthahn? Hast Du nicht gerade „Butterball" gesagt? Hast Du es denn vergessen? Falls das so ist, dann NEIN, ich darf nichts davon essen!"

"Es ist alles in Ordnung, Gavin" sagt Oma und lacht. "Ich habe extra einen Truthahn nur für euch Kinder gemacht!"

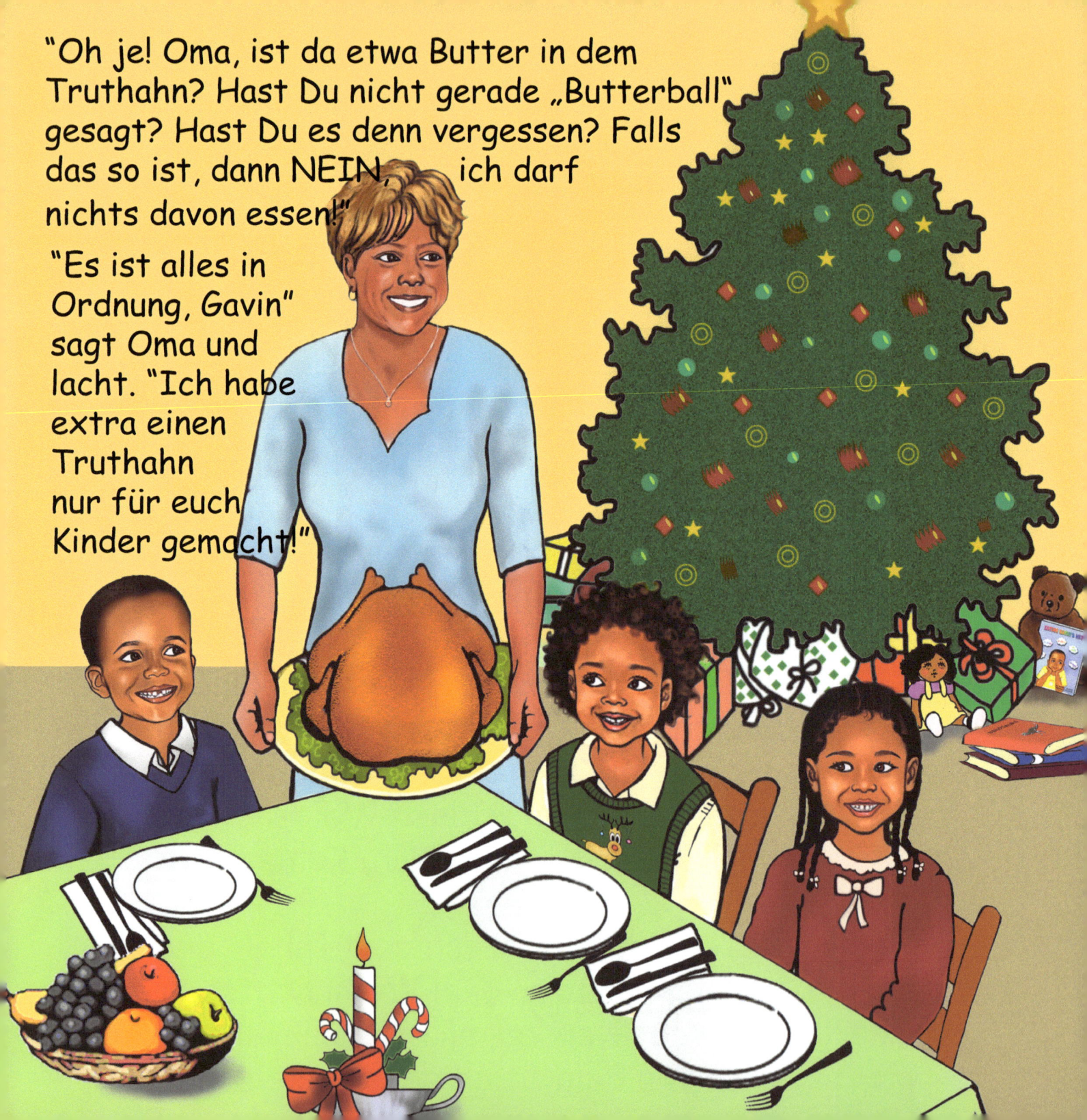

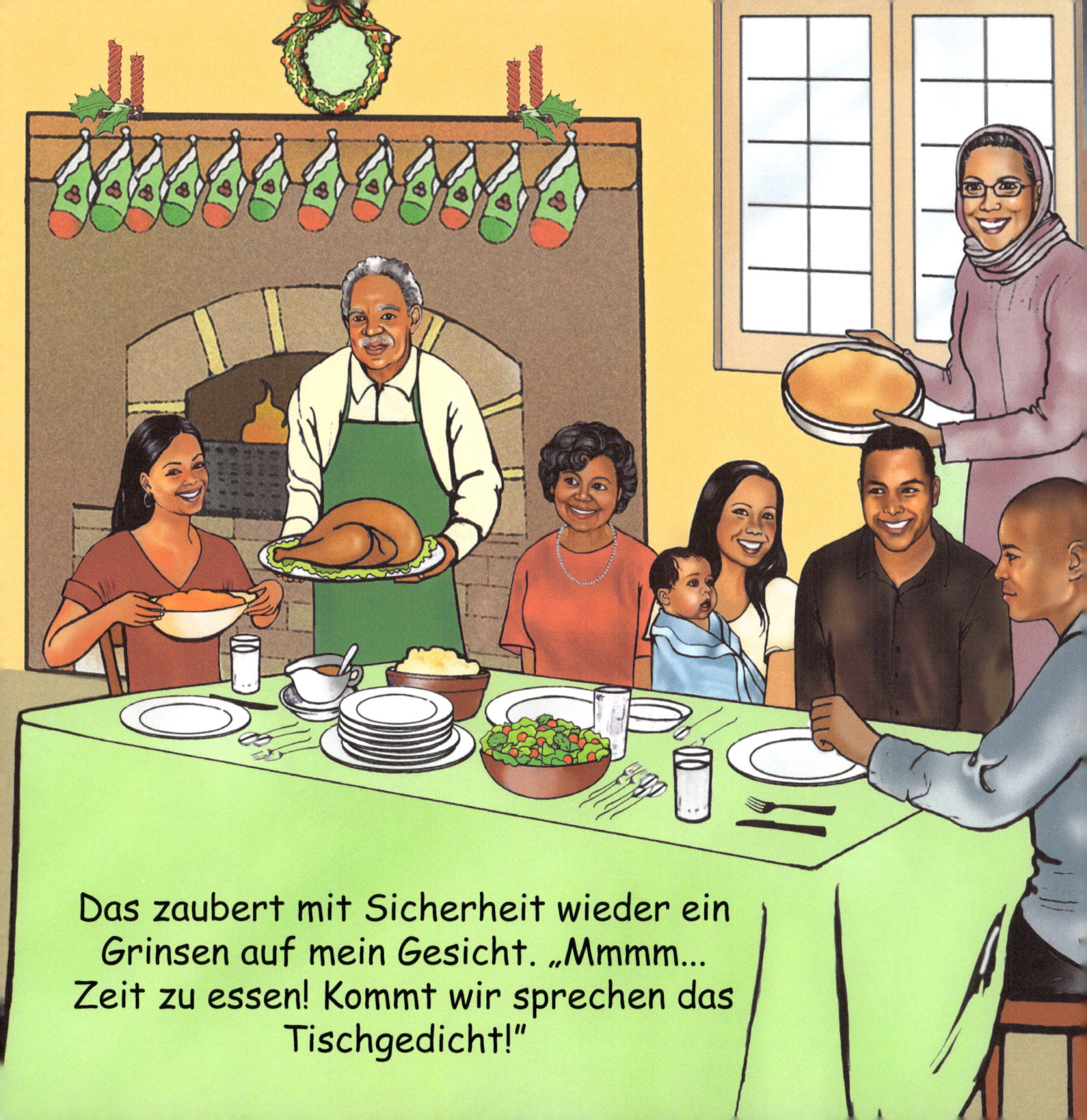

Das zaubert mit Sicherheit wieder ein Grinsen auf mein Gesicht. „Mmmm... Zeit zu essen! Kommt wir sprechen das Tischgedicht!"

Mach´ Dir keine Sorgen um mich. Fühle Dich meinetwegen nicht schlecht! Es gibt immer noch genügend Sachen, die ich essen kann.

....ich esse gerne frisches Obst, Gemüse und Pommes und sogar Fisch! Und Mama bringt sogar eine eigens kreierte Pizza auf den Tisch.

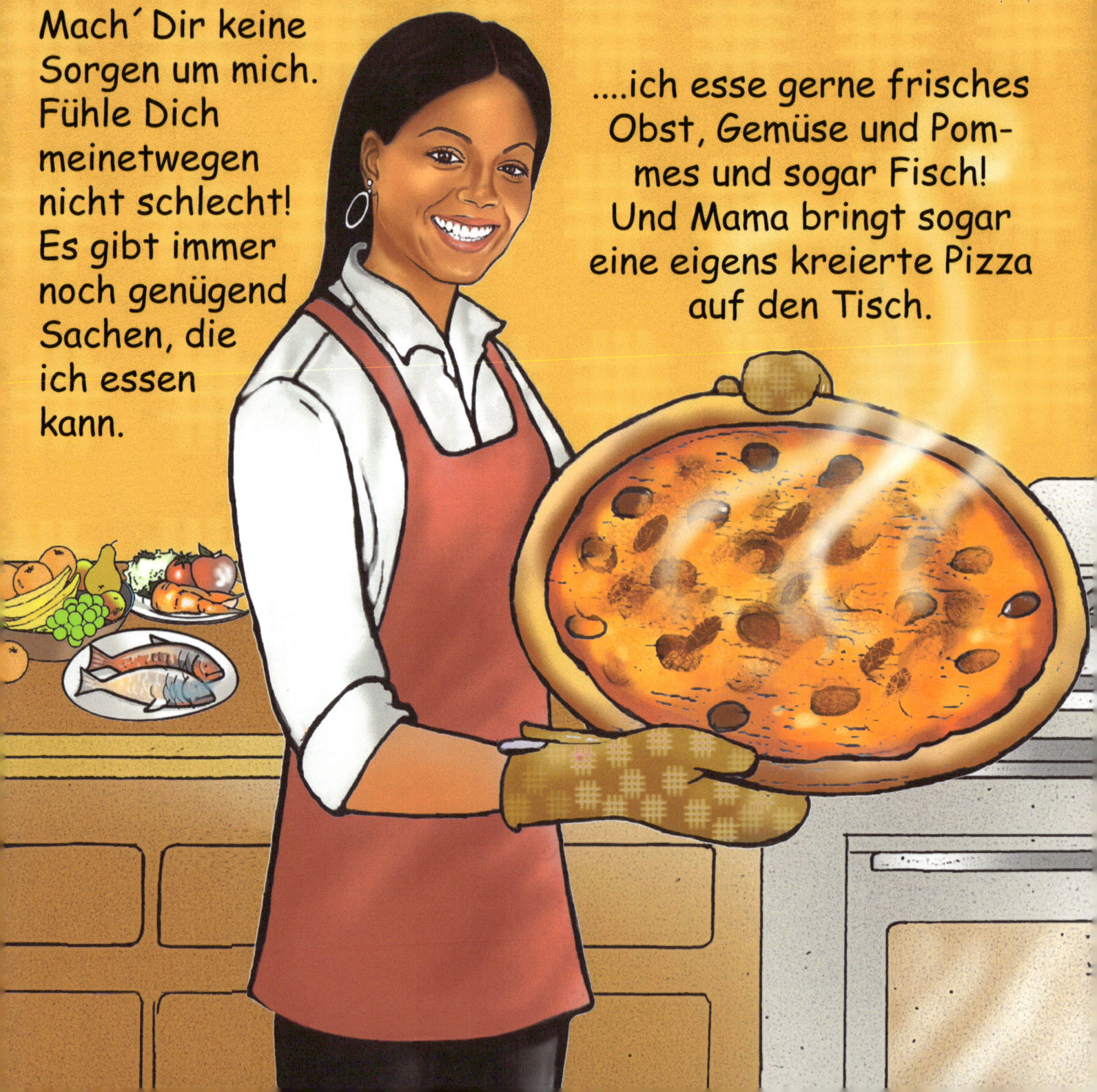

Pizza wird normalerweise mit Käse belegt, aber der ist auf meiner verbotenen Liste. Mama hat ein eigenes, köstliches Pizzarezept kreiert, welches Du vielleicht auch mal ausprobieren möchtest.

Gavin's Pizza Rezept

Eine milchproduktfreie Pizza herzustellen ist sehr einfach und man benötigt nicht sehr viel Vorbereitungszeit. Dies ist ein leckeres Rezept, welches auch den anderen Kindern schmecken wird.

1. Pizza Teig – Vicolo* Organic Maismehl - San Francisco Pizza Fertigteig. Das ergibt einen perfekten Teig für eine runde Pfannenpizza
2. Pizzasoße oder Spaghettisoße (überzeuge Dich davon, dass es wirklich milchproduktfrei ist! Manche Soßen enthalten Käse oder andere Milchprodukte!)
3. Vegan Gourmet Cheese Alternative – Mozzarella. Dieser Käse schmilzt wirklich!!!!! Er enthält weder Milchprodukte noch Gluten.
4.   Truthahn Fleischklöße
5.   Olivenöl   6.   Basilikum   7.   Oregano

Den Backofen auf 200 Grad Celsius vorheizen, so dass der Ofen schön heiß ist, wenn die Pizza gebacken werden soll. Den Teig auf dem Blech schön dick ausrollen. Die Pizzasoße darauf verteilen. Vergewissere Dich, das Du auch genug Soße darauf verteilst, damit die Pizza nicht trocken ist. Verteile den geschnittenen Käse auf der gesamten Pizza. „Ich mag Pizza mit extra viel Käse!" Verteile noch die Truthahn Fleischklöße, das Basilikum und den Oregano darauf und beträufele sie mit etwas Olivenöl. Dann schiebst Du sie für ca. 15 Min. in den Ofen. Vorsichtig sein, sobald die heiße Pizza aus dem Ofen kommt. (besonders der Käse! Ca. 3-5. Minuten abkühlen lassen, servieren und GENIESSEN!!!)

Nun ist es aber Zeit für mich zu gehen.
Ja, es hat mir wirklich Spaß gemacht,
denn ich hoffe ich habe Euch näher gebracht
welches Essen Allergiker glücklicher macht.

Und obwohl es auch Momente gibt in denen
ich weinen muss, denn manchmal habe
ich einfach mal Pommes-Verdruss,

weiß ich, ich darf nur die erlaubten Lebensmittel
essen, sonst kann ich es mit meiner
Gesundheit vergessen!

Deshalb sage ich mir jetzt zu Recht:
Wie Gavin essen zu müssen ist
gar nicht so schlecht!

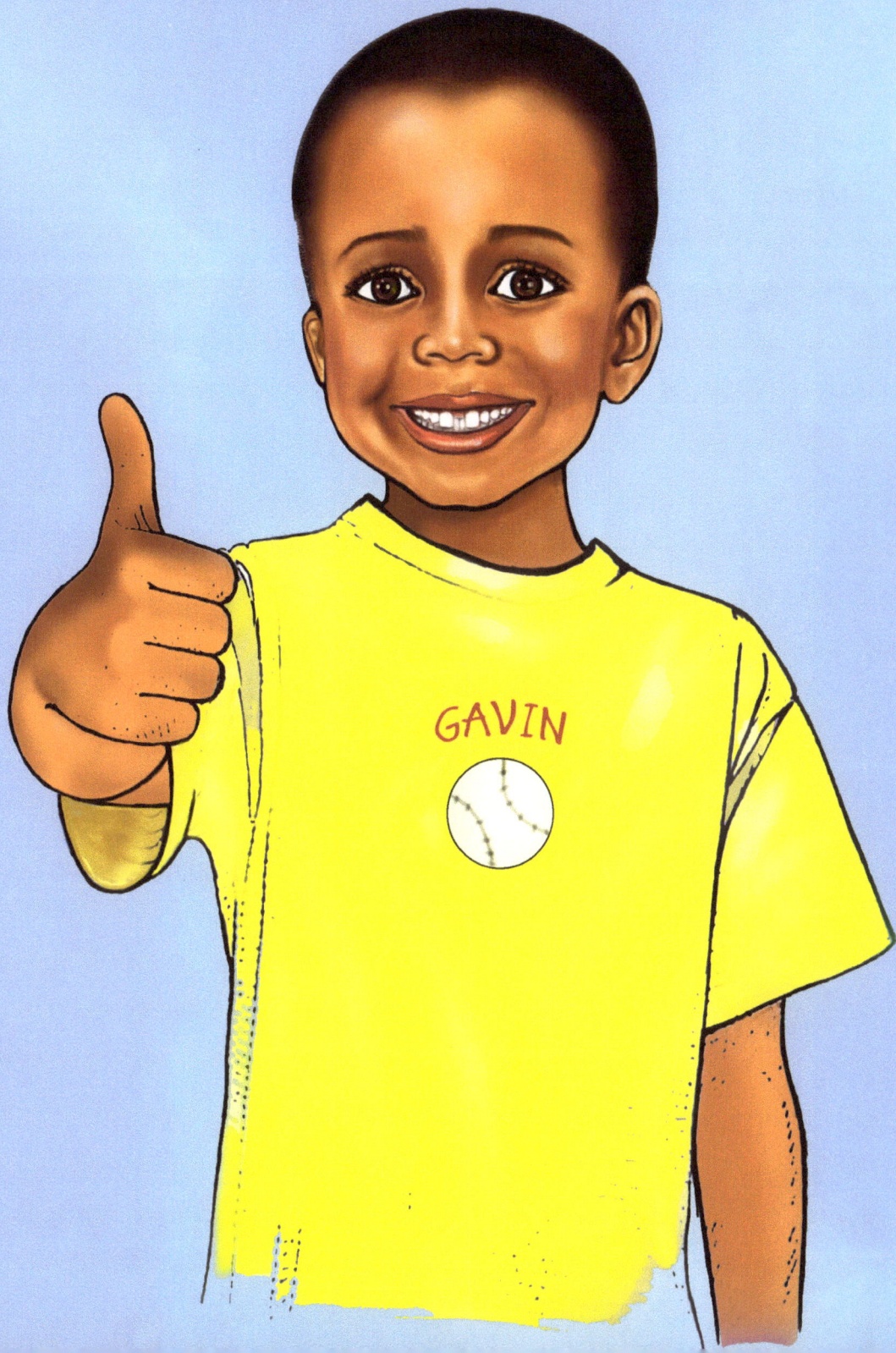

GLOSSAR

Allergie – Als Allergie bezeichnet man einen Zustand in welchem der Körper heftig auf bestimmte Stoffe reagiert. Allergien können Jucken, Husten, Niesen, Magen-Darm- und Atemprobleme verursachen.

Asthma – Eine Krankheit, bei der man nur erschwert atmen kann.

Epi-Pen – Eine Fertigspritze, welche mit einer Medizin gefüllt ist, welche sich Epinephrine nennt. Sie wird im Falle eines allergischen Schocks injeziert, welcher durch Insektenstiche, Lebensmittel und Medikamente verursacht werden kann.

Nesselsucht – Rote juckende Quaddeln auf der Haut

Geerbt – Eine Eigenschaft von einem zum anderen Familienmitglied weitergeben.

Reaktion – Antwort auf ein Ereignis

Begrenzen – etwas eingrenzen

Soja – eine Bohnensorte

„Essen wie Gavin" ist das erste einer Reihe von Büchern.

Um mit anderen Familien mit ähnlichen Thematiken in Kontakt treten zu können, treten Sie bitte unserem sozialen Netzwerk unter www.eatinggavinsway.com bei.

Dieses Buch ist ein TJG Management Services Produkt. Um uns zu kontaktieren, schicken Sie bitte eine eMail an - tjgmanage@gmail.com

Um die Illustratorin, Frau Kathy Garren zu kontaktieren, senden Sie bitte eine eMail an kathygarren@yahoo.com oder besuchen Sie ihre Webseite auf MythmakerDesign.com

Butterball® ist ein eingetragenes Markenzeichen der Butterball, LLC

Cherrybrook Treats ist ein eingetragenes Markenzeichen der Cherrybrook Products. Bitte besuchen Sie deren Webseite, um deren Produkte auf www. cherrybrookkitchen.com anzusehen.

*Vicolo's Weizenprodukte enthalten Dinkel. Es ist auch unter dem Namen 'Farro' bekannt. Farro ist der Name einer alte Weizensorte, welche sich hervorragend als Alternative für Menschen mit einer herkömmlichen Weizenallergie eignet.

ENDE

www.ingramcontent.com/pod-product-compliance
Lightning Source LLC
Chambersburg PA
CBHW060850270326
41934CB00002B/69